AF318200

DU CHOLÉRA

SON DÉBUT,

DE QUELQUES PRÉCAUTIONS A PRENDRE

ET

DES PREMIERS SOINS A DONNER AUX MALADES

PAR

Le D' Élysée LEVRAT

Membre de la Commission médicale envoyée à Marseille pendant le choléra de 1835.

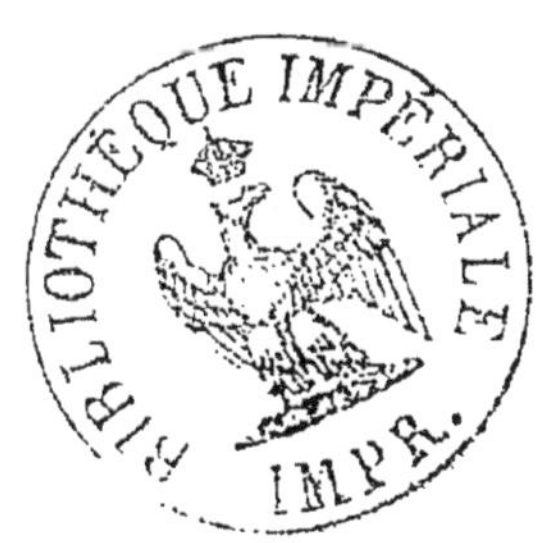

Cura te ipsum.
Soigne-toi toi-même.

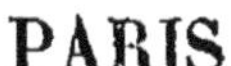

PARIS

CHEZ TOUS LES LIBRAIRES,

et chez l'Auteur, rue de Provence, 8.

—

1853

AVANT-PROPOS [1]

~~~~~~~~~

Ces quelques pages que je livre à l'impression ont été
écrites à la hâte pour des amis, pour mes clients, justement
effrayés de la réapparition du choléra à Paris, bien que ces
cas soient encore en très-petit nombre. Dans cette causerie
intime, j'essaye de donner du courage à ceux qui ont
peur ; j'établis que, dans une société comme dans une
famille, chacun se doit à tous, et que, dans l'intérêt
général, personne ne devrait se refuser à prodiguer, dans
les limites de ce qu'il sait et de ce qu'il peut, des secours
à ceux qui souffrent.

J'ai évité avec soin et à dessein d'entrer dans les con-
sidérations scientifiques sur la nature et le traitement
complet du choléra ; je n'ai voulu fixer l'attention que
sur des signes que tout le monde peut apprécier, sur
des moyens que tout le monde peut mettre en usage,

---

(1) Ceci est un extrait d'une brochure publiée à Lyon en 1849. Quelques
cas de choléra, développés et limités heureusement à l'hôpital militaire,
avaient jeté l'effroi dans cette ville : aussi tout le monde cherchait à se pré-
cautionner contre l'invasion d'un fléau dont on avait été jusque-là préservé.
~~~~~~~~~

convaincu, d'après ma propre expérience, que plus les secours sont administrés près du moment de l'invasion, plus les chances de guérison sont grandes.

Inspirés par l'unique désir d'être utile, mes conseils n'apprendront rien sans doute à mes confrères : en fait de choléra, ils en savent autant et plus que moi ; mais le public, s'il les lit et s'il les met en pratique, reconnaîtra qu'en le combattant de suite avec sang-froid, méthode et persévérance, on peut lutter avec avantage contre ce terrible fléau.

Qu'on me juge sur mes intentions, et je m'applaudirai de mon travail.

Elysée LEVRAT.

Membre de la commission médicale envoyée
à Marseille pendant le choléra de 1835.

Paris, décembre 1852.

DU CHOLÉRA

SON DÉBUT,

DE QUELQUES PRÉCAUTIONS A PRENDRE

ET

DES PREMIERS SOINS A DONNER AUX MALADES

Nous voilà revenus aux appréhensions et aux terreurs que nous fit éprouver le choléra lorsqu'en 1832, 1835 et 1849, cette cruelle épidémie étendait ses ravages sur Paris et les villes du Midi, avec lesquelles la capitale était en relations nombreuses et journalières. Alors comme aujourd'hui, les administrations chargées de veiller à la santé publique ne restèrent pas inactives en présence des devoirs que leur imposait le soin de notre conservation. Elles firent un appel à la science des uns, à l'expérience des autres, au dévoûment de tous, et ce concours universel donna lieu à de nombreux et utiles travaux qui contribuèrent à atténuer les funestes effets du choléra. On publia des instructions adressées à toutes les classes de la société, et mises à la portée de toutes les intelligences. Des avis dictés par la sollicitude la plus éclairée firent connaître les meilleurs moyens d'éviter et de combattre les premières atteintes de ce fléau destructeur. Partout et promptement, des secours publics furent organisés sur une vaste échelle ; chaque fois qu'il apparut, le choléra trouva tout le monde prêt à le combattre ; chacun puisa des forces et du savoir dans les publications dictées par la science des médecins, et aidées du puissant et intelligent concours des administrations.

Le choléra, lassé et pourchassé, finit par disparaître, laissant toutefois après lui une longue traînée de deuil et de douleurs. Le choléra fut oublié, parce que l'homme a besoin d'oublier vite et tout à fait les malheurs qui assombrissent sa vie ; chaque jour, d'ailleurs , de nouvelles préoccupations remplaçaient les anciennes ; quelque douloureux qu'en fût le souvenir, on ne parlait même plus de cette terrible maladie, malgré quelques cas isolés et peu nombreux qui, de temps en temps, apparaissaient comme pour témoigner en quelque sorte de sa tendance à se naturaliser au sein de la population parisienne.

Ces cas sont aujourd'hui devenus un peu plus nombreux ; la peur et les récits dictés par la peur en ont encore exagéré le nombre, et en présence de l'inquiétude de tous, il faut de nouveau s'occuper sérieusement de cette maladie.

Le choléra semble s'annoncer cette année comme ceux qui l'ont précédé. Si sa marche n'est pas aussi rapide et son dénouement aussi fatal, son invasion et ses caractères sont les mêmes. Qui l'a vu en 1832, 1835 et 1849, le reconnaîtra en 1853. Cette maladie a une physionomie spéciale qui se retrouve toujours la même. Les précautions dont il faut s'entourer, les soins et les médications qu'il faut mettre en usage, tout a été indiqué depuis longtemps avec les plus grands détails. Que de livres ont été faits ! que de travaux ont été publiés ! que de moyens préconisés !... Et cependant, malgré tout cela, aujourd'hui comme en 1832, les populations ont besoin d'être éclairées par la vigilance paternelle des autorités ; aujourd'hui comme en 1832, les médecins doivent se recueillir et livrer au public le résultat de leur étude et de leurs méditations. Ce sont des circonstances où il faut avec persistance prodiguer aux populations les leçons et les encouragements.

Les instructions officielles, quelque détaillées et prévoyantes qu'elles soient, ne peuvent pas répondre à toutes les questions provoquées dans l'intimité. Les bulletins et avis administratifs, quoique dictés par la sollicitude la plus empressée, ne peuvent pas satisfaire la causerie curieuse et facilement inquiète de l'entretien familier. D'un autre côté, les conseils qui y abondent ne sauraient être répétés par trop de moyens; on ne saurait trop insister sur certaines recommandations, sur certaines précautions à indiquer. Et lorsque, en présence d'une maladie qui traîne à sa suite le deuil et la terreur, les administrations publiques ont fait leur devoir, le rôle du médecin continue ; c'est à lui de prendre la parole et de venir en aide à ces mêmes administrations, en répandant parmi le public le fruit de ses réflexions, de son jugement, de son expérience. C'est alors que le médecin, véritable sentinelle veillant à la santé de ses semblables, remplit dignement et saintement la mission qu'il s'est imposée, et qui devrait le grandir aux yeux de tous, surtout lorsque cette mission s'accomplit en luttant contre un fléau qui le trouve toujours prêt et dont il tombe souvent la première victime !

— Docteur, que faut-il faire pour se préserver du choléra ? — Quels sont les moyens de le combattre ?

Telles sont les questions, les seules maintenant adressées à un médecin, dans la rue, chez lui, partout enfin où on le rencontre; telle est aussi la préoccupation générale.

« Vous qui déjà avez combattu le fléau à Marseille (1), nous

____

(1) En 1835, le choléra sévit avec tant de rigueur sur la population marseillaise, que les médecins, exténués par des fatigues de tous les instants, et décimés eux-mêmes par la maladie, ne purent plus suffire aux exigences du service des cholériques. C'est alors que M. Rivet, préfet du Rhône, reçut de son collègue des Bouches-du-Rhône une dépêche télégraphique annonçant plus de quinze cents morts en trois jours, et appelant des médecins pour aider ceux qui restaient et remplacer ceux qui étaient tombés victimes de leur dévoûment. Le lendemain, trois médecins de Lyon, MM. Monfalcon, Colrat aîné et Elysée Levrat, accompagnés de dix-huit élèves en médecine, étaient sur le bateau à vapeur, se dirigeant vers Marseille.

Deux jours après le départ de cette commission, trois autres médecins, MM. Fraisse, Boiron et Ramadier, arrivaient eux aussi pour répondre à l'appel de M. le préfet des Bouches-du-Rhône.

(Extrait du *Courrier de Lyon*. Juillet 1835.)

» dit-on, indiquez-nous les signes à l'aide desquels nous puis-
» sions reconnaître sa prochaine invasion; apprenez-nous à nous
» en préserver, à le guérir. »

Il est dangereux, je le sais, de confier la médecine à des mains
étrangères; mais est-il possible au médecin de se refuser à satisfaire l'inquiète curiosité de la peur ? D'ailleurs, ici, en présence
d'une maladie où l'invasion, le danger et la mort se succèdent
souvent en quelques heures, il importe que tout le monde sache
être un peu médecin. Qui pourrait, en effet, consentir à rester
spectateur inactif et insensible d'une scène qui entraîne la déso-
lation générale ?

Si, en outre, on considère que, lorsque le choléra sévit dans
une ville, les médecins, quelque zélés qu'ils soient, quelque
empressement qu'ils mettent à voler au secours des cholériques,
ne peuvent pas se rendre avec la même promptitude auprès de
ceux chez qui se développent les premiers symptômes de la
maladie, on comprendra qu'il faut multiplier les instructions,
afin que chacun puisse , en attendant l'arrivée du médecin , se-
courir un parent, un voisin, un ami.

Telles sont les causes de ces quelques pages que j'offre en ré-
ponse aux questions qui me sont journellement adressées.

Le choléra est incontestablement une maladie grave, la plus
grave de toutes ; mais, comme tous les fléaux qui déciment la
société, il impose des devoirs sociaux que nul ne doit repousser
ni restreindre : chacun se doit à son semblable; la peur est un
tort, la fuite une faute. En présence d'un deuil public, l'homme
véritablement philanthrope n'abandonne pas ses concitoyens, il
reste calme et impassible. Et, s'il ne pleure pas avec ceux qui
pleurent, il ranime par sa présence leur courage, relève par ses
paroles ceux qui succombent, et donne secours et protection
aux malheureux qui réclament une assistance morale et maté-
rielle.

Le soldat qu'une volonté qu'il ne doit pas discuter place en présence de l'ennemi, recule-t-il? Non, il reste à son poste, persuadé que la balle ne l'atteindra pas, et que s'il meurt, du moins sa mort aura été utile à son pays. Que deviendrait l'armée si, semblable à l'habitant d'une ville où règne le choléra, le soldat quittait un poste où il est retenu par l'honneur et le devoir plus encore que par la discipline?

Cette maladie n'est pas contagieuse, vérité constatée par l'expérience, et qui devrait au moins arrêter ceux qui abandonnent sans pitié leurs amis, leurs parents quelquefois, qu'ils laissent mourir isolés et privés des secours et des consolations de la famille. Le choléra est épidémique; il rayonne rapidement du foyer d'infection où il a commencé ses ravages.

Ce fléau, qui a fondu sur la France il y a vingt-deux ans, a trompé toutes les prévisions, déjoué tous les calculs; il a franchi d'immenses distances, régnant sous toutes les températures, dans des localités essentiellement dissemblables, sous le rapport de la topographie, de la salubrité et des mœurs de leurs habitants; les sexes et les âges lui ont payé leur tribut, les positions sociales les plus élevées comme les plus infimes lui ont fourni de nombreuses victimes.

Pourquoi épargne-t-il une ville? Pourquoi revient-il dans celle qu'il a quittée depuis longtemps? Pourquoi, n'ayant jamais paru dans une localité, y fait-il une brusque invasion, déjouant ainsi les calculs de l'intelligence humaine, trompant ainsi des espérances établies sur la foi religieuse (1)? Pourquoi? Dieu seul le sait! Dieu seul règle sa marche! Courbons nos fronts et notre orgueil devant cette volonté terrible, mais dont il ne nous est pas permis de sonder les secrets impénétrables

---

(1) A Lyon, le choléra s'est borné en 1849 à quelques cas ; sa disparition complète a donné raison à la croyance religieuse qui le considère comme impossible dans cette ville.

PRÉCAUTIONS HYGIÉNIQUES.

Lorsque l'épidémie cholérique règne sur une ville, il est prudent de s'entourer de certaines précautions relativement au *régime*, aux *vêtements*, à *l'exercice* et aux *habitudes* de *propreté*.

Régime. Les aliments doivent être pris en petite quantité ; on doit préférer les substances animales, telles que bœuf, mouton, veau, volaille, le poisson d'eau douce, la marée fraîche, les potages farineux au lait ou au beurre. Les repas ne seront pas trop rapprochés ; éviter les fruits acides, les crudités, les mets épicés ou salés, et les aliments qui répugnent au goût. Ce que l'on mange avec plaisir est facilement et promptement digéré. Boire sans excès et du vin tonique et généreux.

Vêtements. Ils seront en rapport avec les exigences de la saison ; ils doivent servir à exciter et entretenir autant que possible une légère moiteur sur la peau, qu'ils préserveront de l'action du froid.

Exercice et propreté du corps. Faire, sans se lasser, de l'exercice à pied, éviter les fatigues du corps et de l'esprit, redoubler de propreté à l'aide de bains ou d'ablutions générales ou partielles, surtout vers les parties du corps qui sont le siége de transpirations habituelles.

Il n'est pas besoin de recommander la grande propreté des appartements, que l'on aérera ou désinfectera suivant que l'exigera le nombre de personnes qui les habitent.

Pris à temps, soigné dans son origine, le choléra se guérit souvent ; mais aussi sa terminaison est d'autant plus sûrement funeste qu'on laisse faire à ses premières périodes des progrès toujours rapides.

INFLUENCE GÉNÉRALE.

Le choléra ne débute pas toujours brusquement; il semble se faire annoncer par une influence particulière exercée sur les individus d'une même ville. La lassitude dans tous les membres, les insomnies, la pesanteur de tête, l'alourdissement de l'intelligence, l'inappétence, la constipation, la diarrhée (1), les urines rares, etc..., etc..., sont les symptômes le plus habituellemen] considérés comme les prodromes de ce terrible fléau.

On les combattra par un exercice modéré, quelques bains de pieds très-chauds ou des sinapismes aux extrémités, un vomitif, un purgatif, des boissons émollientes ou légèrement astringentes, des lavements laudanisés suivant qu'il y a inappétence, constipation ou diarrhée. Il faut entretenir par tout le corps une chaleur continue et modérée : les vêtements seront en rapport avec la température ; les boissons, telles que les infusions de thé, de mélisse, de menthe, etc., très-chaudes, et rendues plus excitantes, par l'addition d'une ou deux cuillerées de rhum, aideront l'action des vêtements.

PREMIÈRE PÉRIODE, OU PÉRIODE D'INVASION.

Le malaise qui résulte de l'influence épidémique générale peut persister malgré l'emploi des moyens ci-dessus; alors la maladie entre dans sa première période, dite *période d'invasion* : le malaise devient plus général et plus considérable ; il survient un

---

(1) Ce symptôme, dont la présence constante avait été en 1832 indiquée par M. le docteur Jules Guérin, a été noté dans la dernière épidémie cholérique qui a ravagé Londres, comme ayant toujours précédé l'invasion du choléra.

abattement insolite des forces physiques et morales, de l'insom-
nie, des anxiétés épigastriques ; le malade éprouve un sentiment
de pesanteur et quelquefois d'ardeur qui s'élève depuis le cœur
jusqu'à la gorge. Le pouls est faible, petit, mou, lent; il y a des
nausées, des borborygmes ; la bouche devient pâteuse et sèche,
les urines épaisses, rouges et rares ; les vomissements et déjec-
tions alvines sont fréquentes. Bientôt les selles deviennent rapidement et successivement sanguinolentes, jaunâtres, verdâtres
ou brunes, mêlées de mucosités blanches, et finissent par être
séreuses ; elles sont chassées des intestins comme par le jet d'une
pompe. Ces symptômes ne tardent pas à s'aggraver; le malade est
tourmenté de maux de tête qui redoublent, et, à des intervalles
qui se rapprochent de plus en plus, de crampes douloureuses
siégeant d'abord dans les orteils, dans les mollets, puis dans les
bras et les mains, puis enfin dans tout le système musculaire.
La voix s'éteint peu à peu ; l'œil, sec et terne, se cave ; la peau
devient froide et sèche, elle est ridée et comme parcheminée ;
les urines, les larmes, la salive, toutes les sécrétions, en un mot,
se tarissent et semblent toutes se porter sur les intestins et l'estomac, pour être expulsées en dehors sous forme de ce liquide
improprement comparé à de la crème de riz, car il n'en a ni la
consistance ni la couleur : c'est une sérosité légèrement lactes-
cente, semblable à du petit-lait

Tout le monde a lu, dans les journaux et les écrits périodiques
ou autres, la description du choléra; on la connaît par cœur.
Chacun peut en esquisser le tableau, suivre sa marche et détailler
un à un les symptômes qu'il offre depuis son invasion jusqu'à son
dénouement, la guérison ou la mort! Il serait donc inutile de
décrire ici les aspects successifs qu'il présente à l'œil de l'obser-
vateur. Quand on ne l'a pas vu, il est impossible de se faire une
idée juste du choléra, on le nie ou on croit le voir partout ; les
médecins eux-mêmes, se laissant aller aux appréhensions des
malades, croient souvent rencontrer le choléra dans le moindre

malaise ou le moindre trouble des fonctions de l'estomac ou des intestins.

Le choléra a une physionomie qui lui est propre; elle résulte de l'ensemble de signes et de symptômes qui tous tendent vers le même but. Il y a dans l'aspect d'un cholérique quelque chose d'insolite qui saisit, et qu'on ne retrouve auprès d'aucun autre malade. Le souvenir que le choléra laisse dans l'imagination est ineffaçable, et il n'y a pas de description possible pour reproduire le tableau de cris, de douleurs, de contorsions et de désespoir qui se déroule sous les yeux. Qu'on se figure tout ce qu'un homme, dans la force de l'âge et plein de santé, qui se voit emporté en six ou huit heures, doit souffrir pour passer en si peu de temps à l'état de cadavre.

Destinées aux gens du monde, ces pages ne doivent contenir que ce qui a rapport aux premiers symptômes; il est inutile d'entrer dans le fond de la question; plus on avance, plus l'état devient grave. Alors la présence du médecin devient indispensable; il a le temps d'arriver; son absence n'a pas été préjudiciable au malade, qui, dans son entourage intelligent, a pu trouver quelques soins.

DEUXIÈME PÉRIODE, OU PÉRIODE ALGIDE OU DE CYANOSE.

A cette période succède la période algide ou de cyanose; les accidents précédents s'aggravent, et au froid général qui a augmenté s'ajoute une teinte brune, bleuâtre quelquefois, répandue sur les bras, les jambes, le nez et les lèvres : c'est la cyanose.

C'est à cette phase de la maladie qu'il convient de terminer une description uniquement destinée aux personnes étrangères à la médecine. Leur rôle doit cesser là, et le médecin, dont la présence est alors indispensable, achève le traitement d'un état maladif qui va présenter des complications graves que lui seul peut apprécier.

En présence de ces phénomènes qui se succèdent rapidement, on ne doit négliger aucun moyen ; ils sont nombreux et constituent un système qui les résume tous : la *calorification*. Il faut rétablir les fonctions de la peau, réchauffer le malade, et calmer ses vomissements et ses évacuations.

On peut réchauffer un malade par des agents ou moyens externes ou internes.

Les moyens externes sont : une couverture de laine, dans laquelle on couche le malade ; des compresses trempées dans l'eau moutardée, un grand bain d'eau moutardée, des sachets de son ou de cendres chauds, des cruches d'eau chaude ou des briques ou carreaux chauffés, que l'on met en contact avec les différentes parties de son corps; d'immenses cataplasmes qui lui enveloppent la poitrine et le ventre, un appareil fumigatoire alcoolique, etc...

Les moyens internes, qui doivent être employés simultanément avec les précédents, sont : les boissons excitantes prises très-chaudes et en très-petite quantité. Nous avons indiqué plus haut les infusions de menthe, de verveine, le punch (1) ou le vin (2) dit de Magendie, la potion avec l'acétate d'ammoniaque (3), le vin d'Espagne, de Lunel (muscat), etc..., etc...

---

(1) Punch conseillé par Magendie.

R . Thé ou infusion de tilleul,	1,000 gram.	1 litre.
Citron n° j.		
Eau-de-vie,	125	
Sucre,	125	

(2) Vin conseillé par Magendie.

R . Vin chaud,	2,000 grammes.	2 litres,
Teinture alcoolique de cannelle,	60	
Sucre,	360	

(3) Potion d'acétate d'ammoniaque,

R . Acétate d'ammoniaque,	2 grammes.
Ether sulfurique,	1
Eau de menthe,	60
Sureau,	100

Je dois consigner ici un moyen dans lequel la plus grande confiance, parce qu'il m'a presque toujours réussi : c'est la glace que l'on fait avaler au malade, après l'avoir préalablement concassée et saupoudrée de sucre. Puissant agent de calorification, la glace, administrée à l'intérieur, provoque le retour de la chaleur à la peau, calme ou arrête les vomissements, et est prise sans répugnance par les malades. Il convient très-souvent d'ajouter les préparations opiacées, le laudanum, par exemple, à quelques-uns des médicaments que l'on administre aux malades, surtout lorsque les vomissements s'accompagnent de vives douleurs et de crampes d'estomac.

Pour résumer en peu de mots ce qu'il y a de plus essentiel à apprendre aux gens du monde, nous leur dirons :

1° De ne pas s'effrayer de l'approche de la maladie, parce que la peur affaiblit les forces et dispose le corps à l'impression morbide ;

2° D'éviter avec soin tout ce qui peut exciter les passions de l'âme, telles que la crainte, la tristesse, la mélancolie, le désespoir, etc., etc. ;

3° D'éviter les excès, les écarts de régime, les aliments de difficile digestion.

Nous conseillerons enfin à chaque famille d'avoir à sa disposition quelques-uns des moyens de calorification énumérés plus haut, et que l'on peut disposer de suite pour l'usage, tels que la farine de lin, la moutarde (grise), du rhum, du vin d'Espagne, des fleurs ou plantes aromatiques, des sachets de son ou de cendres, des bouteilles de grès, des couvertures de laine. Tous ces moyens, nous le répétons, employés avec ordre, sang-froid et persévérance, peuvent retarder la marche de la maladie et faire attendre l'arrivée du médecin.

PARIS. — IMPRIMERIE CENTRALE DE NAPOLÉON CHAIX ET Cⁱᵉ, RUE BERGÈRE, 20.

333